ÉTUDE

SUR

LA MENSTRUATION

AU POINT DE VUE DE SON INFLUENCE

SUR LES MALADIES CUTANÉES

PAR

H. DANLOS,

Docteur en médecine de la Faculté de Paris,
Interne lauréat des hôpitaux (1re mention concours de 1872),
Préparateur au laboratoire de chimie biologique de la Faculté,
Membre de la Société Anatomique,
Membre de la Société chimique.

PARIS

ADRIEN DELAHAYE, LIBRAIRE-ÉDITEUR

PLACE DE L'ÉCOLE-DE-MÉDECINE

1874

ÉTUDE

SUR LA MENSTRUATION

AU POINT DE VUE DE SON INFLUENCE

SUR LES MALADIES CUTANÉES

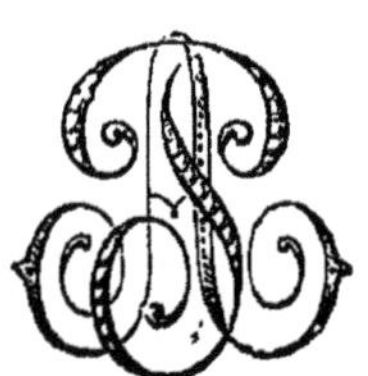

A. Parent, imprimeur de la Faculté de Médecine, rue Mr-le-Prince, 31.

ÉTUDE

SUR

LA MENSTRUATION

AU POINT DE VUE DE SON INFLUENCE

SUR LES MALADIES CUTANÉES

PAR

H. DANLOS,

Docteur en médecine de la Faculté de Paris,
Interne lauréat des hôpitaux (1re mention concours de 1872),
Préparateur au laboratoire de chimie biologique de la Faculté,
Membre de la Société Anatomique,
Membre de la Société chimique.

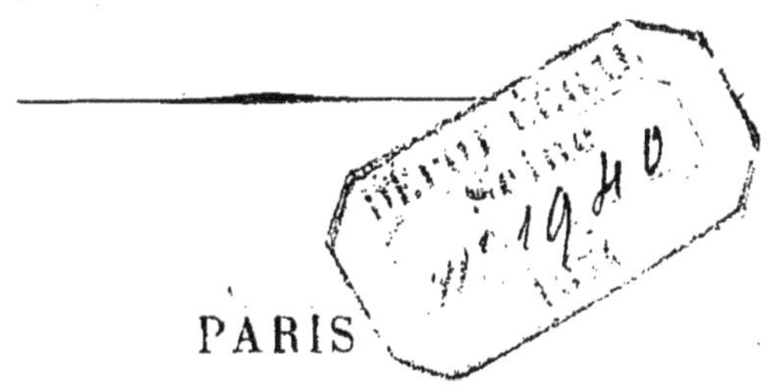

PARIS

ADRIEN DELAHAYE, LIBRAIRE-ÉDITEUR

PLACE DE L'ÉCOLE-DE-MÉDECINE

—

1874

ÉTUDE

SUR

LA MENSTRUATION

AU POINT DE VUE DE SON INFLUENCE

SUR LES MALADIES CUTANÉES

Cette question n'est pas absolument neuve, néanmoins elle n'a jamais eu le privilége d'attirer l'attention des pathologistes. Les traités classiques de dermatologie gardent sur ce sujet le silence le plus complet. Vainement avons-nous feuilleté Bazin, Hardy, Cazenave, Devergie, Alibert ; dans aucun de ces ouvrages nous n'avons trouvé un seul paragraphe relatif à la question qui fait l'objet de cette étude. Tout au plus, çà et là, quelques cas isolés. Personne jusqu'à présent n'a songé à les réunir et à en faire une étude d'ensemble. Le petit nombre de faits dont nous disposons rend malheureusement notre travail incomplet, et en le présentant à la faculté, nous ne nous dissimulons point toutes les lacunes, toutes les imperfections que renferme notre mémoire, et tous les

points qui demanderaient à être établis sur des observations plus nombreuses.

Néanmoins, tout incomplète qu'elle est, nous espé-
rons que notre étude ne sera pas inutile, et que l'attention une fois éveillée sur ce point de pathologie, les
observations en se multipliant permettront à d'autres,
plus heureux, de reprendre ce travail avec l'autorité
que donne toujours une nombreuse collection de faits
bien observés.

Nous étudierons successivement l'influence des
règles :

1° A l'époque de la puberté.

2° Pendant la période de la vie sexuelle.

3° A l'âge de la ménopause.

PUBERTÉ.

Si les règles ont une influence sur le développement des éruptions, c'est surtout à l'époque de leur début, quand la fluxion menstruelle n'est pas encore devenue une habitude pour l'organisme, que cette influence doit se manifester. Toutefois, en cherchant dans les auteurs qui ont écrit sur la menstruation nous n'avons trouvé sur ce point que peu d'observations concluantes.

Pour bien nous rendre compte de l'influence que les règles peuvent à cette époque exercer sur les manifestations cutanées, il faut distinguer les éruptions aiguës des éruptions chroniques.

Parmi les éruptions chroniques, il n'en est pas qui, à proprement parler, soient spéciales à la période où s'établit la menstruation. Quelques-unes, l'acné juvenilis par exemple, sont plus fréquentes à cet âge, mais sont loin de lui appartenir exclusivement. D'autres, au contraire, comme l'eczéma impétigineux semblent devenir moins fréquentes à partir de la puberté. Ainsi le même phénomène, l'apparition des règles paraît dans le premier cas provoquer le mal, dans l'autre en éloigner les retours. Pour élucider la question, il faut distinguer les règles et les modifications de l'organisme contemporaines de leur apparition. Ce sont les changements survenus dans l'ensemble de l'économie qui tiennent ces affections cutanées sous leur dépendance.

Si, par exemple, l'eczéma impétigineux diminue de fréquence à cette période de la vie, c'est qu'habituellement la constitution se modifie et se transforme. Le tempérament de l'enfant se fortifie, ses tissus prennent plus de résistance et de fermeté, et les affections, quelle que soit leur nature, perdent plus ou moins le caractère lymphatique qui est le fond commun sur lequel se développent toutes les maladies chroniques de l'enfance. Les affections de la peau se ressentent peut-être encore plus que les autres de ce changement de l'économie, et c'est la raison qui fait que l'eczéma ne revêt plus aussi fréquemment la forme impétigineuse, qui est en quelque sorte le cachet du tempérament scrofuleux. Tantôt les manifestations lymphatico-scrofuleuses disparaissent définitivement, tantôt la scrofule reparaît sous une autre forme (ex. phthisie) ; tantôt elle se transforme, le scrofuleux devient arthritique (Bazin). Ce sont là des explications et, à ce titre, elles ont comme toute théorie trouvé des partisans et des adversaires. Peu importe d'ailleurs ce point de doctrine qui n'est guère susceptible d'une démonstration. Le fait intéressant, c'est que vers la puberté les éruptions changent de caractère. Ce changement ne dépend pas des règles, mais des modifications qu'éprouve l'économie tout entière.

Quant aux règles elles-mêmes, elles n'ont d'autre influence que de provoquer chez quelques personnes des poussées passagères, quand l'écoulement du sang se fait avec effort, au milieu des troubles morbides qui constituent la fièvre ménorrhagique. Ces poussées sont bénignes, et ne se montrent guère quand les règles s'établissent sans causer de perturbation dans l'économie. Le plus habituellement, elles précèdent de deux ou trois jours l'écoulement du sang, et tombent, quand l'hémorrhagie utérine est établie, en même temps que la fièvre qui avait signalé leur apparition. C'est de préférence vers la face qu'elles se montrent, parce que c'est la partie des téguments la plus vasculaire, et celle sur laquelle se manifestent surtout les éruptions auxquelles nous faisons allusion : l'eczéma et l'acné.

A l'appui de cette description, nous citerons d'abord une observation que nous avons recueillie dans le service de M. Lailler. C'est un exemple des plus nets et des plus concluants de l'influence que peut exercer la première apparition des règles.

OBSERVATION I.

Eczéma aigu de la face coïncidant avec la première apparition
des règles.

Désirée Marthe, âgée de 14 ans et demi, est entrée le 12 septembre 1871 à l'hôpital Saint-Louis (salle Sainte-Foy).

Cette jeune fille a présenté vers l'âge de quatre ans un eczema impétigineux du cuir chevelu, qui disparut au bout de deux ans. Vers la même époque, apparut sur le milieu de la joue droite un lupus tuberculeux, qui depuis cette époque s'est graduellement étendu.

Quand nous vîmes la malade, en janvier 1873, elle paraissait jouir d'une assez bonne santé, et dans son aspect extérieur présentait plutôt les attributs du lymphatisme que ceux de la scrofule confirmée. Pas de traces d'ophthalmies ni de cicatrices ganglionnaires. Seul le lupus de la joue indiquait une atteinte plus profonde de la maladie. Il était d'ailleurs presque entièrement transformé en tissu cicatriciel et n'offrait aucune trace d'irritation.

La malade était dans cet état quand, le 10 février, la périphérie du lupus devint le siége d'une légère rougeur érythémateuse, avec sensation de cuisson. On pensa qu'il s'agissait d'un érysipèle, et l'on prescrivit des cataplasmes.

Le 11. La rougeur gagne les paupières de l'œil droit. La joue gauche devient le siége d'une poussée inflammatoire analogue, caractérisée par de la rougeur, de la chaleur et quelques cuissons.

Le 12. Le matin, la malade éprouve des picotements douloureux dans les seins, mais n'y prète aucune attention. Elle va à la douche de vapeur comme d'habitude, et, en revenant, aperçoit sur sa chemise des taches de sang. L'écoulement s'arrète le mème jour peut-être sous l'influence de la douche.

Le 13. La rougeur est toujours la mème.

Le 14. C'est ce jour seulement que la malade nous rend compte de l'incident de l'avant-veille. Elle en avait été très-étonnée, ne sachant nullement de quoi il s'agissait.

Les joues sont toujours le siége d'une vive rougeur, qui s'est étendue aux parties voisines, en respectant le nez, le front, les lèvres et le menton. Cette rougeur n'est pas nettement limitée.

Point de relief appréciable à la vue et au toucher. La peau est tendue, un peu luisante et douloureuse à la pression. Un peu de prurit. Léger engorgement ganglionnaire à peine douloureux au niveau de l'angle de la mâchoire à droite.

A la périphérie du lupus, on constate l'existence de vésicules nombreuses, petites, d'apparence miliaire, renfermant un liquide jaunâtre.

La peau qui recouvre le lupus est fendillée, soulevée çà et là par de petites vésicules, analogues aux précédentes, et laisse s'écouler en gouttelettes limpides un liquide qui se concrète en croûtelles eczémateuses.

Pas de céphalalgie. Rien du côté de la gorge. En dehors de l'éruption, santé générale bonne, sauf depuis quelques jours léger mouvement fébrile caractérisé par un peu d'inappétence et d'accélération du pouls.

Le 15. Mème état; l'éruption est moins animée et commence à décliner. Les jours suivants, la poussée continua de s'affaisser.

La malade quitta l'hôpital avant l'époque menstruelle suivante, de sorte que nous ne savons ni si ses règles se sont montrées de nouveau, ni si leur apparition s'est accompagnée comme la première fois d'une poussée eczémateuse. A sa sortie, elle était guérie de son eczéma et de son lupus, sur lequel cette complication n'avait eu aucune influence nuisible.

En resumé, nous voyons dans cette observation une jeune fille atteinte d'un lupus tuberculeux et presque guérie, avoir au moment de sa première menstruation une poussée d'eczéma aigu. Cette poussée précède les règles et disparaît avec elles, elle est bien manifestement sous leur influence. Elle n'offre aucune gravité, comparable sous ce rapport aux érysipèles bénins dont sont fréquemment atteints les scrofuleux.

Nous empruntons à la thèse de Royer Collard (26 thermidor, an X) deux observations d'éruption cutanée survenue dans des conditions analogues.

OBSERVATION II.

Éruptions et hémorrhagies cutanées périodiques accompagnant les premières époques menstruelles.

Une jeune fille de Norwége, à l'époque de la première éruption menstruelle, vit tout à coup son corps se couvrir de taches très-rouges et très-larges. Ces taches étaient surtout remarquables autour des mamelles. Il y avait en même temps céphalalgie et odontalgie très-douloureuses. On lui donna des sudorifiques, qui déterminèrent une sueur sanguine très-abondante. Les taches et les autres symptômes disparurent aussitôt. Les mois suivants, retour des mêmes phénomènes, usage des mêmes moyens et avec le même succès. Elle se maria dans la suite, devint grosse. Les voies naturelles s'ouvrirent à la suite de l'accouchement, et les règles ne souffrirent plus de dérangement.

Royer-Collard ne dit pas de quelle nature était l'éruption présentée par cette jeune fille. Selon toute apparence, il s'agissait de taches purpuriques. Nous ne pouvons sur ce point émettre qu'une hypothèse, mais elle nous semble justifiée par ce fait, qu'à l'éruption a succédé une hémorrhagie cutanée.

Nous rapprocherons des observations précédentes la relation d'un cas très-complexe emprunté par Royer Collard aux commentaires de van Swieten qui l'avait lui-même trouvé dans les manuscrits de Boerhaave. Cette observation est très-longue, nous n'en citerons que la partie qui se rapporte plus particulièrement à notre sujet.

Observation III.

Une jeune fille de 10 ans était suspectée de mal vénérien. On lui donna avec succès des pilules mercurielles, avec une décoction de bois sudorifiques.

Au bout de neuf mois, douleur tensive au bras droit, éruption d'un grand nombre de pustules accompagnées d'une douleur pongitive, et bientôt après d'un écoulement vermeil par ces pustules. L'écoulement fini, disparition totale des pustules, sans même laisser de trace après elles, et en même temps cessation de la douleur du bras.

Un mois après, mêmes phénomènes, immédiatement suivis de la première éruption des menstrues.

Le second mois, retour des menstrues, mais précédé de l'hémorrhagie ordinaire par les pustules du bras. On la saigna au pied, on lui donna divers emménagogues, et on parvint par ces moyens à obtenir des menstrues régulières et suffisantes, sans hémorrhagie du bras.

Chez cette malade, les troubles menstruels reparurent plus tard; il y eut de nouvelles hémorrhagies supplémentaires par la peau sans aucune trace d'éruption; le tout accompagné des troubles nerveux les plus variés.

Cette observation est tout à fait concluante, au point de vue de l'influence que l'apparition des règles peut exercer sur les éruptions cutanées, puisque les mêmes accidents se sont répétés avec le même caractère à trois époques menstruelles consécutives. Mais il est difficile de préciser la nature de l'éruption. L'auteur parle de pustules, de douleurs pongitives, et d'hémorrhagies. S'agissait-il d'un zona ? C'est l'hypothèse qui nous semble la moins invraisemblable. Le siége le long du bras, le caractère pongitif de la douleur autoriseraient peut-être à le supposer. Le mot de pustules ne doit pas faire rejeter cette idée, parce que à cette époque le diagnostic précis de la lésion élémentaire n'avait pas, en dermatologie, l'importance qu'on lui accorde depuis Willan.

Nous venons de voir l'établissement de la menstruation causer des éruptions passagères. Dans d'autres cas, au contraire, l'apparition des règles amene la diminution et parfois même la disparition complète d'une éruption préexistante. Est-ce à dire que dans ces conditions ce soit l'écoulement du sang, la purgation menstruelle qui exerce cette influence salutaire ? Bien que nous pensions qu'il existe entre le système tégumentaire et l'utérus une étroite sympathie, il nous semble difficile d'admettre ces idées par trop humorales. On peut donner de ces faits une explication beaucoup plus plausible. Que se passe-t-il en effet ? Les règles apparaissent et presque simultanément l'éruption ancienne rétrograde. Ces deux phénomènes coexistent, mais ils n'ont l'un avec l'autre aucune espèce de rélation ; ils sont parfaitement indépendants. Ils sont tous deux *effet* et non pas *cause*. Ils sont l'effet, le résultat, des modifications profondes qui se produisent dans l'organisme de la femme, à l'époque où s'établit la menstruation. Ils indiquent que la malade a heureusement franchi cette époque difficile, et que chez elle à la faveur de ce changement l'économie s'est fortifiée. Aller au delà serait dépasser les faits. Il nous semble impossible de pénétrer plus avant dans la nature du phénomène et d'indiquer par quel mécanisme s'effectue la disparition du mal. Pour en donner la raison, il faudrait connaître la cause prochaine de l'affection et nous l'ignorons absolument. Cette influence favorable exercée par les règles, ou plutôt, par les modifications contemporaines de la puberté, a été signalée par nombre d'auteurs, mais la plupart des observations que l'on trouve dans les traités classiques sont écourtées et incomplètes. Plusieurs, même, tout en signalant le fait, ne mentionnent pas la nature des éruptions. Telle est par exemple une observation de *Psoriasis guttata* que l'on peut lire dans le traité des maladies de la peau de M. Gibert et qui commence ainsi : Marguerite B. avait été sujette dans son enfance à des éruptions qui cessèrent à l'époque de la puberté.

Nous citons cette observation, mais nous pourrions en reproduire une multitude d'autres tout aussi peu explicites.

Il nous semble préférable de rapporter la suivante, que nous avons recueillie à Saint-Louis sur une malade du service de notre maître M. Lailler.

OBSERVATION IV.

Eczema chronique presque congénital, enté sur un état ichthyosique de la peau. — Amélioration extrême à l'époque de la puberté.

Ernestine Paquier, 20 ans.

Entrée salle Sainte-Foy le 19 mars 1873.

Enfant chétive, maladive, très-incomplètement développée pour son âge. Elle a vingt ans et en paraît treize. Elle ne porte aucune trace d'affection scrofuleuse. Pas d'ophthalmie, de coryza, de lupus, d'affection osseuse ni d'engorgement sous-maxillaire. L'affection date de l'enfance et se présente aujourd'hui avec les caractères suivants :

La figure est le siége d'une éruption croûteuse occupant le front et les joues. C'est sur la joue gauche qu'elle offre le plus d'intensité. Elle s'y caractérise par des croûtes sèches d'un jaune blanchâtre adhérant un peu à la peau, mais néanmoins faciles à détacher à l'aide d'une spatule. Au-dessous d'elles, la peau n'est pas exulcérée, mais recouverte d'une couche épidermique qui semble macérée.

Aucune espèce de suintement en temps ordinaire. De temps en temps, quand une poussée se produit, il se fait un peu d'exsudation. Sur plusieurs points, petites fissures par lesquelles suintent quelques gouttelettes de sang. Dans les parties non envahies par les croûtes, la peau est épaissie, sèche, dure, rugueuse, et présente une apparence ichthyosique.

Les cheveux sont assez fournis ; ils manquent de souplesse sont un peu durs et rigides. Une desquamation abondante se fait incessamment sur le sommet de la tête.

Rien dans le dos.

Rien sur la poitrine, sauf sur les seins, qui sont fort peu développés et dont le mamelon est indistinct. Ils sont recouverts par deux plaques arrondies nettement limitées, au niveau desquelles la peau indurée et épaissie offre un aspect d'eczéma ancien, tout à fait comparable à celui de la figure.

La peau des membres supérieurs offre partout, mais surtout aux mains, une apparence de lichen agrius invétéré. Elle est rugueuse, épaisse, avec exagération de ses plis naturels, des fissures nombreuses et des croûtelles disséminées.

Les ongles sont fortement courbés vers la face palmaire des doigts. Des prolongements épidermiques cornés en soulèvent la partie libre.

Les membres inférieurs sont envahis dans leur totalité. Aux jambes, l'éruption présente l'aspect suintant de l'eczéma à la deuxième période, sauf un peu moins de rougeur de la surface. Le suintement y est abondant et les démangeaisons sont assez vives.

Même apparence sur les cuisses, avec cette différence que le suintement est moindre, les concrétions croûteuses de l'eczéma plus épaisses, plus solides, et d'aspect véritablement corné sur plusieurs points.

Les ongles des orteils sont comme ceux des doigts.

Engorgement indolent des ganglions verticaux de l'aine, des deux côtés.

État général mauvais. Peu d'appétit. Digestions difficiles. Insomnies fréquentes. La malade se plaint d'éprouver constamment une sensation de froid. Elle n'a jamais vu ses règles et n'a jamais ressenti de douleurs congestives dans le bassin.

Cette malade fut traitée par l'enveloppement dans le caoutchouc. En quelques jours, les surfaces malades furent nettoyées, et l'on put voir qu'au-dessous d'elles la peau épaissie, rouge et indurée faisait un relief de deux ou trois millimètres sur les membres inférieurs.

Sous l'influence combinée d'un traitement local et d'un traitement reconstituant général ; l'amélioration fut rapide.

Au bout de trois mois, l'éruption était assez modifiée pour que la malade demandât sa sortie. Elle avait engraissé de plusieurs kilogrammes. La peau des régions malades avait un aspect lisse et brillant. A l'air, elle devenait sèche et se couvrait d'écailles épidermiques ; aussi M. Lailler ordonna-t-il à la malade de continuer chez elle l'emploi du caoutchouc. A sa sortie, le 11 juin, elle n'avait pas encore eu ses règles.

Nous la revîmes deux mois après; l'amélioration s'était absolument maintenue sans autre traitement que l'enveloppement dans le caoutchouc. Peut-être même la malade était-elle mieux qu'à sa sortie. Elle éprouvait alors des douleurs dans le bas ventre, des symptômes de congestion utérine, de la rougeur vulvaire. M. Lailler jugea que l'éruption des règles était imminente.

En résumé, dans cette observation peut-être un peu longue, nous voyons l'histoire d'une jeune fille atteinte depuis son enfance d'une éruption démi-ichthyosique démi-eczémateuse, chez laquelle l'imminence des règles a eu sur les manifestations cutanées l'influence la plus favorable. Sans doute, on pourrait rapporter au traitement institué par M. Lallier tout l'honneur de la cure ; mais il est difficile de croire, qu'après la sortie de l'hôpital, la guérison se serait maintenue si les conditions organiques ne s'étaient modifiées chez cette malade. En effet, elle était atteinte d'une affection presque congénitale qui avait résisté jusqu'alors à toute espèce de traitement. On sait combien les affections voisines de l'ichthyose sont rebelles à la thérapeutique. Or celle-là l'était au premier chef. Nous croyons donc que si le traitement a été suivi de succès, c'est surtout parce qu'en modifiant l'état général, il a éveillé dans l'organisme l'aptitude à la menstruation. Sans cette condition, toute tentative aurait été vaine, ou du moins, comme dans tous les essais thérapeutiques antérieurs, l'amélioration eût été passagère et bientôt l'éruption aurait repris toute son intensité. A la verité dans ce cas, nous avons pressenti la menstruation plutôt que nous ne l'avons vue ; mais les indices étaient tellement évidents que M. Lailler lui-même considérait l'imminence des règles comme non douteuse.

On pourrait, si l'on voulait pousser les choses à l'extrème, apporter à l'appui de notre opinion des preuves négatives et montrer inversement que, lorsque chez une femme bien conformée et jouissant d'ailleurs d'une bonne santé les règles ne se montrent pas à l'âge ordinaire, il peut se développer des éruptions. Tantôt ces éruptions disparaissent quand le cours des menstrues devient régulier. C'est ce qui se voit par exemple pour l'acné juvenilis. Tantôt, les règles continuent à manquer et l'éruption persiste, comme pour traduire à l'extérieur le trouble caché dont souffre l'économie. Evidemment, on ne saurait attacher une grande valeur à de tels arguments ; toutefois, il est un certain nombre de femmes non réglées dont les éruptions datent de l'époque présumée de la puberté. Tout récemment, nous avons vu une femme de 26 ans présentant tous les attributs extérieurs d'une bonne santé. Jamais elle n'avait vu ses règles et n'avait éprouvé de congestion dans l'appareil utéro-ovarien. Son utérus mesurait à l'hystéromètre *quatre centimètres* seulement de diamètre vertical. Le col était presque normal, le corps incomplètement développé. Elle était atteinte d'un psoriasis généralisé disseminé dont le début remontait un peu avant l'âge de seize ans. Peut-être n'y avait-il dans ce cas qu'une simple coïncidence. Peut-être le développement incomplet du corps de la matrice s'accompagnait-il d'un état d'évolution incomplet des ovaires. Dans ce cas, en effet, l'atrophie utérine était insuffisante pour expliquer à elle seule l'absence des règles. Peut-être enfin y avait-il entre le psoriasis et l'absence des règles relation de cause à effet. Nous le répétons, le rapport n'est pas assez net pour que l'on

puisse accorder à cette observation une grande importance ; toutefois, il nous a paru intéressant de la men-
tionner ici.

AGE ADULTE

C'est surtout chez les femmes déjà réglées qu'il
nous a été donné d'apprécier l'influence de la menstruation. Au début de notre internat à l'hôpital Saint-
Louis, faute d'idée préconçue, nous n'attachions au
dire de nos malades que peu d'importance ; plus tard,
le nombre de celles qui attribuaient au retour des règles ou à leur perturbation le redoublement de leurs
éruptions, devint assez considérable pour que, frappé
de cette influence, nous résolûmes de faire de cette
question d'étiologie l'objet de notre thèse inaugurale.

Ici encore, pour nous guider dans cette étude difficile, nous avons recherché le secours des auteurs.
Nous avons trouvé çà et là, éparses dans les ouvrages,
des observations intéressantes au point de vue qui
nous occupe ; mais nulle part ces observations n'ont
été réunies, condensées, comparées pour en faire
sortir une donnée générale. Dans les traités classiques
de dermatologie, nulle part il n'est question de l'influence des règles, sauf peut-être pour l'acné. Un certain nombre d'auteurs admettent bien, il est vrai,
que l'acné simple ou indurée et l'acné rosée sont souvent liées à des désordres menstruels ; mais cette opinion est combattue par des auteurs très-compétents.
M. Bazin, sans consacrer à ce point de détail de longs
développements, admet l'influence des troubles mens-

truels sur la production de l'acné ; M. Hardy, au contraire, est très-affirmatif dans le sens opposé. « Nous avons, dit-il, cherché à élucider cette question en interrogeant avec soin tous les malades sur leur santé habituelle, et nous devons dire que, dans la plupart de nos observations, les fonctions menstruelles s'exerçaient avec une régularité parfaite. Il est facile, ajoute-t-il, de s'expliquer l'erreur où sont tombés les médecins qui professent une opinion contraire, par cette seule considération de la fréquence des troubles menstruels. Mais, si au lieu d'une simple coïncidence, il y avait une relation de cause à effet, la maladie devrait disparaître avec la cause qui lui a donné naissance. Or, et ceci suffit pour montrer que cette assertion est erronée, le rétablissement de la menstruation n'apporte aucune modification dans la marche de l'acné et ne diminue en rien son intensité. » Si, sur le développement de l'acné, l'influence des règles est contestable, il n'en est certainement pas de même pour une multitude d'éruptions, et nous pourrions citer le fait d'une malade qui se trouvait précisément cette année dans le service de M. Hardy et qui, à chaque époque menstruelle, voyait se produire passagèrement une éruption d'herpès. Nous ne citons aucune observation, parce que c'est un point parfaitement admis. Le fait de la coïncidence de l'herpès avec les règles est de notion vulgaire. Quelques médecins appellent même cette éruption l'*herpès menstruel*.

N'ayant pas trouvé dans les traités de dermatologie les renseignements que nous cherchions, nous avons eu recours aux ouvrages spéciaux, entre autres au livre de Courty sur les maladies des femmes, et nous n'y avons trouvé que le passage suivant qui, à notre point de vue spécial, nous ait semblé digne d'intérêt. « Chez les femmes déjà réglées, le retour des règles peut être précédé d'éruptions particulières de la peau. » Il se borne à cette simple mention sans rien ajouter sur la nature, la durée, la fréquence de ces éruptions et sur les susceptibilités individuelles qui en favorisent la production. Même silence dans les autres ouvrages que nous avons consultés. Raciborsky seul dit quelques mots de l'acuité passagère des éruptions pendant l'hémorrhagie menstruelle.

Faute de renseignements bibliographiques, nous avons cherché à savoir si cette question avait été traitée dans les leçons cliniques de l'hôpital Saint-Louis. Tout ce que nous avons pu apprendre, c'est que M. Bazin aurait, il y a deux ou trois ans, consacré deux leçons cliniques à l'étude de l'influence réciproque que les règles et les éruptions cutanées exercent les unes sur les autres. Mais ces leçons sont restées inédites et nous n'avons pu nous procurer même des notes manuscrites sur les idées émises dans ces conférences par l'éminent professeur.

En compulsant les thèses et les écrits périodiques, et en y ajoutant nos observations personnelles, nous sommes parvenu à réunir un certain nombre d'observations. Elles sont, nous le croyons du moins, de nature à ne laisser aucun doute dans l'esprit ; mais elles ne sont pas suffisantes pour faire une étude complète du phénomène.

Bien entendu, nous ne nous sommes nullement occupé des hémorrhagies utérines des maladies aiguës, hémorrhagies qui ne sont presque jamais liées à la congestion menstruelle et qui, pour cette raison, ont mérité le nom d'*épistaxis utérines,* sous lequel les a décrites M. Gubler.

Les faits que nous allons citer ne sont pas tous comparables ; aussi, pour éviter la confusion, croyons-nous qu'il est utile de distinguer plusieurs cas.

a. La malade est atteinte d'une éruption chronique, dont la durée comprend un ensemble de plusieurs époques menstruelles.

b. Il n'existe pas d'éruptions dans la période interculaire, mais une éruption se produit à chaque époque, en même temps que les règles apparaissent.

c. La personne ne présente habituellement aucune éruption, mais les règles ne viennent pas et sont périodiquement placées par une éruption passagère.

d. La femme antérieurement réglée a vu ses règles se supprimer par une cause variable, et depuis lors elle a été atteinte d'une éruption permanente.

Ces quatre catégories d'observations ne se présentent pas avec une égale fréquence. Le fait de malades atteintes d'éruptions chroniques avec poussées passagères au moment des règles est le plus fréquemment observé. C'est presque le seul dont nous ayons des observations personnelles. Ici, l'influence des règles est indéniable. Mais les conditions qui font que ces poussées se produisent chez telle femme et non chez telle autre, nous échappent entièrement. Pour étudier la loi de leur évolution, pour déterminer leur fréquence relative, il faudrait avoir à sa disposition un nombre de faits beaucoup plus considérable. Peut-être pourrait-on dire de ces poussées ce que dit Courty à propos des déviations menstruelles. « Les causes dans lesquelles ces déviations se produisent varient d'une femme à l'autre. Néanmoins, quand on scrute les observations qui en sont des exemples avérés, on y rencontre certains traits communs. Le plus souvent, les femmes qui en sont affectées ont une sensibilité nerveuse excessive, un rien les trouble, les émeut. D'autres sont atteintes d'hystérie depuis plus ou moins longtemps. » Tout ce que notre observation personnelle nous permet d'avancer sur ce point, c'est que ces poussées se produisent surtout chez les femmes lymphatiques et dans le cours d'eczémas chroniques.

Le plus habituellement, d'après le dire de nos malades, les phénomènes se passent de la manière suivante. Deux ou trois jours avant les règles, sur les parties préalablement malades, le prurit et les picotements deviennent intenses. Les surfaces prennent une teinte rouge et animée et, sous l'influence de l'effort congestif et souvent aussi des grattages, des vésicules s'y développent. Elles ont le volume, le mode de groupement et l'évolution ordinaire des vésicules d'eczéma.

Chez d'autres malades, la poussée, plus intense, prend les caractères de l'eczéma rubrum ou même de l'érysipèle. C'est à la face surtout que les accidents se produisent avec cette intensité. La figure se tuméfie. La peau rouge et tendue est le siége de cuissons et de picotements très-douloureux. Presque en même temps, la face se couvre, principalement sur les joues, d'une multitude de petites vésicules, qui deviennent bientôt séro-lactescentes et ne tardent pas à se rompre.

Il se produit simultanément un mouvement fébrile plus ou moins vif, mais qui n'est jamais bien intense, sauf dans le cas d'érysipèle. Ces phénomènes inflammatoires durent de deux à quatre jours. Quand les règles commencent à couler avec abondance, ils s'apaisent habituellement; mais pourtant, chez quelques personnes, la poussée ne tombe pas aussi promptement, et l'éruption ne commence à rétrograder que quelques jours après les règles.

Dans ces cas, l'influence des règles sur l'éruption est incontestable, mais ce qui donne à cette opinion un cachet de certitude, c'est qu'au cours d'une même éruption, on voit parfois la poussée se produire à plusieurs époques consécutives. Chez d'autres malades, au contraire, bien que l'éruption primitive dure plusieurs mois, ou que la maladie, se reproduisant à intervalles éloignés, comprenne plusieurs époques menstruelles, c'est une ou deux fois seulement que l'apparition des règles amène une poussée.

Comme exemples de malades atteintes d'éruptions, dont les redoublements ont coïncidé avec les époques menstruelles, nous rapporterons les cinq observations suivantes.

OBSERVATION V.

Eczéma chronique de la face, avec poussées habituelles
à l'époque des règles.

Athénaïs G....., 21 ans, entrée salle Sainte-Foy, le 9 avril 1872; malade vigoureuse et fortement constituée, bien qu'elle ait présenté dans l'enfance des accidents de scrofule. Engorgements sous-maxillaires, otorrhée etc.

Depuis l'âge de 6 ans jusqu'à 19 elle a été atteinte d'une éruption impétigineuse limitée à la figure, qui persiste presque constamment, tout en présentant des alternatives de mieux et de plus mal. Pendant l'hiver, l'éruption semblait guérie, mais elle reparaissait au printemps. L'apparition des règles à l'âge de 14 ans n'a pas semblé avoir d'influence ; toutefois la malade dit avoir remarqué, qu'à l'approche des époques menstruelles, la figure devenait rouge et turgescente et la peau très-prurigineuse. Parfois il s'y faisait une poussée de vésico-pustules. Simultanément, la malade a eu plusieurs fois des épistaxis. A l'âge de 15 ans et demi un traitement de six mois, dans le service de M. Hillairet, a été suivi d'une guérison complète; mais trois semaines après la sortie de l'hôpital, le mal a reparu. A l'âge de 19 ans, il s'est supprimé graduellement sans traitement, sans cause apparente et pendant un an et demi, la malade en a été presque entièrement débarrassée, il ne se montrait plus que par poussées irrégulières et guérissait spontanément. Depuis six semaines l'eczéma a reparu et cette fois, au lieu de se limiter comme précédemment à la face, il s'est généralisé. Disons toutefois que le caractère eczémateux n'est manifeste qu'à la figure ; sur le corps c'est autant du prurigo que de l'eczéma.

Sous l'influence du caoutchouc et des bains d'amidon, l'amélioration fut rapide. A la fin d'avril, elle était presque guérie.

3 mai. Elle eut ses règles. Leur apparition fut précédée d'une poussée légère sur le côté gauche du menton.

Le 6. Les règles continuant à couler, la poussée avait presque complètement disparu.

OBSERVATION VI.

*Poussées multiples d'eczéma aigu intense, trois ou quatre
jours avant les règles.*

B...... (Eugénie), 23 ans, passementière, entrée le 3 juillet 1873, salle Sainte-Foy. Cette malade dont l'apparence extérieure n'offre rien de caractéristique a présenté dans son enfance des manifestations positives de scrofule. Engorgements sous-maxillaires, gourmes, etc. A 19 ans, elle est devenue enceinte et a éprouvé pendant sa grossesse des accidents de syphilis constitutionnelle. Son enfant venu à terme est mort à trois mois de syphilis congénitale. La mère porte sur la jambe droite une cicatrice caractéristique.

La poussée d'eczéma aiguë qui se montre aujourd'hui sur la figure est la sixième dont la malade a été atteinte. La première remonte à deux ans, les autres se sont succédé à intervalles irréguliers.

La malade a été réglée à l'âge de 15 ans et jamais d'une façon. régulière.

Souvent les règles ne viennent que tous les deux mois, elles ne sont jamais abondantes.

Chose remarquable, ces éruptions eczémateuses se montrent de préférence à l'époque des règles ; quatre ou cinq jours avant, si l'écoulement 'du sang doit être peu marqué ; quelques jours après si le flux menstruel a été abondant. Quand l'éruption est anté-rieure aux règles, elle continue à augmenter et la tuméfaction de. la face s'accroît pendant toute la durée de l'écoulement sanguin. Quand l'éruption succède aux règles, elle est moins intense et de plus courte durée. Dans le premier cas elle dure quatre ou cinq jours en moyenne, trois ou quatre seulement dans le second.

Chaque fois l'eczéma occupe la figuré et offre la même appa-rence qu'aujourd'hui. L'éruption actuelle a débuté dans la nuit de dimanche à lundi et la malade attend ses règles pour demain vendredi. Elle a été précédée d'une épistaxis, qui s'est reproduite le mardi, de frissons erratiques, de maux de cœur, de céphalalgie et sur la peau de la figure de cuissons et d'élancements. Aujour-d'hui (jeudi 3 juillet) l'eczéma occupe toute la figure et un peu les parties antérieures et latérales du cou. La face est rouge et un peu tuméfiée, surtout les paupières. La rougeur est surtout mar-quée aux joues et au menton. Les paupières sont plutôt œdéma-teuses que rouges et comme elles sont indemnes de toute érup-tion, on peut voir la rougeur s'y éteindre graduellement, sans présenter de limite nette et précise comme dans l'érysipèle. Même remarque pour les autres limites du mal, partout la rou-geur diminue peu à peu sans présenter de bord net et saillant. En arrière, le mal ne dépasse pas le pavillon de l'oreille, en haut il est limité par la ligne d'implantation des cheveux.

Sur les parties malades, on voit une multitude innombrable de petites vésicules à peine saillantes à contenu lactescent. Elles sont extrêmement serrées, isolées, de très-petit volume et donnent à l'épiderme soulevé un aspect de peau de chagrin. Sur plusieurs points, notamment de chaque côté dans le sillon naso-génial et sur la face externe des joues, les vésicules se réunissent pour for-mer des nappes lactescentes sous-épidermiques. Cet aspect blanc s'est développé seulement la nuit dernière. Hier encore les vési-cules étaient transparentes.

Les règles sont venues le lendemain jeudi et ont duré jusqu'au mercredi suivant.

On s'est contenté de saupoudrer les parties malades avec de l'amidon. La rougeur et l'inflammation sont tombées très-promptement; le 14 juillet la guérison était assez avancée pour que la malade pût quitter l'hôpital.

OBSERVATION VII.

Eczéma chronique de la face; poussées à l'approche des règles.

Joséphine C....., metteuse en page, 18 ans et demi, entrée salle Sainte-Foy, le 25 juin. Malade blonde et lymphatique sans signes positifs de scrofule. Réglée à 15 ans et toujours régulièrement.

L'éruption actuelle date de trois mois. Elle s'est développée sans cause appréciable, d'abord sous la forme d'un eczéma circonscrit à quelques points de la tête. Aujourd'hui l'eczéma occupe la totalité du cuir chevelu. Sec sur le devant de la tête, il s'accompagne d'un suintement séro-purulent sur les autres parties.

Latéralement l'eczéma a envahi les oreilles sur leurs deux faces. Il y présente les mêmes caractères, suintement, rougeur et surtout exfoliation.

Inférieurement, l'éruption occupe le cou dans sa totalité. En avant, elle ne dépasse guère les clavicules, en arrière, elle descend un peu sur le dos.

Depuis le début de cet eczéma, la malade a eu deux fois ses règles. La première fois elle n'a pas remarqué que cette circonstance ait eu sur son éruption la moindre influence. La seconde époque menstruelle au contraire, à provoqué il y a deux jours une exaspération de l'eczéma qui était partout à l'état sec. Les règles sont apparues cette nuit. La santé générale est bonne; fonctions digestives régulières, pas de phénomènes bien marqués d'anémie, pas de névralgies, pas de souffles vasculaires. Sous l'influence d'onctions faites avec de l'huile de cade coupée, l'éruption se modifia très-promptement.

Au commencement du mois d'août, après un mois de séjour à l'hôpital, la malade était presque guérie, et se disposait à partir, quand le 3 août, survint une nouvelle poussée. Les règles venaient de finir depuis deux jours et n'avaient provoqué aucune sensation morbide du côté de l'éruption. Cette poussée augmenta graduellement sans acquérir une grande intensité pendant six ou sept jours. Elle se limita aux parties latérales de la figure et aux oreilles ; presque rien dans le cuir chevelu.

Aujourd'hui, 13 août, elle est stationnaire et semble plutôt un peu décliner.

Observation VIII.

*Eczéma chronique des mains augmentant un peu à chaque
époque menstruelle.*

Marie C....., 33 ans, cuisinière, entrée salle Sainte-Foy, le
1ᵉʳ mai 1873. Pas de maladie constitutionnelle, pas de syphilis,
pas de scrofule; rhumatisme léger du poignet droit il y a huit
ans; un peu d'anémie. Cette malade est atteinte d'un eczéma de
la face dorsale des mains. Il s'étend également aux doigts dont
il envahit les faces latérales. Les doigts sont dans une demi-
flexion permanente et l'on ne peut les redresser sans causer une
douleur assez vive due au tiraillement des fissures latérales. Aucune espèce de suintement, l'eczéma se caractérise surtout par
des fissures transversales dont la plupart sont cicatrisées ou
recouvertes de minces croûtelles.

La peau de la face dorsale des mains et des poignets est un peu
épaissie

Pas de lymphite ni d'adénite.

Cette affection date de six ans; elle a guéri et récidivé à plusieurs
reprises. Quand la malade cesse de travailler, l'éruption s'amé-
liore, mais ne guérit pas complètement. Au moment des règles
il se fait également une légère poussée temporaire, l'éruption
devient plus rouge, plus animée, quelquefois suintante.

Cette malade fut traitée par l'enveloppement dans le caoutchouc. Sous l'influence de cette médication, l'eczéma se modifia
favorablement; néanmoins la malade n'eut pas la patience d'at-
tendre la guérison complète et sortit le 15 juillet sur sa demande.

Observation IX.

Eczéma de la face, poussée menstruelle.

Albertine U....., demoiselle de magasin, 18 ans, entrée salle
Sainte-Foy, le 25 juin. Jeune fille d'un tempérament lymphatique; gourmes et glandes sous-maxillaires dans l'enfance. Réglée
à 16 ans et irrégulièrement d'abord. Aujourd'hui les époques
sont régulières.

La malade est atteinte d'un eczéma, qui occupe presque toute
la figure et son maximum d'intensité sur l'oreille droite. C'est en
ce point que le mal a débuté il y a deux mois. Il se caractérise
par de la rougeur et de la desquamation. Démangeaisons peu
vives excepté le soir et après les repas. Pas de suintement, sauf
après les grattages et quand la malade s'est débarbouillée.

Depuis l'éruption, les règles se sont montrées une fois. Pendant une journée avant l'apparition du sang, l'eczéma a offert une intensité plus grande. Cette poussée a été très-passagère, elle a cessé une demi-journée environ après le début de l'hémorrhagie menstruelle. Santé générale bonne ; un peu d'anémie et de nervosisme, mais pas d'hystérie à proprement parler.

Traitement par les pulvérisations et l'huile de cade coupée. Amélioration assez rapide.

9 juillet. Les règles apparaissent et ne s'accompagnent cette fois d'aucune modification de l'éruption.

Le 21. La malade quitte l'hôpital, elle est entièrement guérie.

Les observations précédentes se rapportent toutes à des cas d'eczéma. C'est en effet dans cette affection que les poussées sont le plus fréquentes ; toutefois, elles ne leur sont pas exclusives.

Chez les malades atteintes de psoriasis, de lichen ou de prurigo, quelquefois, avant les règles, les papules deviennent plus rouges ; le prurit et les grattages plus intenses. Toutefois, l'effet de la poussée quand il s'en produit une, est beaucoup moins appréciable sur ces affections sèches que sur les éruptions suintantes comme l'eczéma et l'impétigo.

Raciborsky, dans son traité de la menstruation, dit également qu'à l'époque des règles le lichen et le prurigo prennent momentanément une acuité plus grande. Par contre, les affections non prurigineuses, les scrofulides et les syphilides ne nous ont jamais offert à cette époque la plus légère modification.

J'arrive maintenant à l'étude de notre deuxième variété d'éruptions : celles qui se développent en même temps que les règles sans affection cutanée antérieure. Au plus faible degré, nous avons un exemple de ces faits dans ces éruptions d'herpès labialis qui, chez nombre de femmes, apparaissent régulièrement à chaque période menstruelle. Chez la plupart de celles qui en sont atteintes, l'herpès se borne à quelques plaques sur le bord libre des lèvres; mais, quelquefois, il est plus étendu, et les plaques herpétiques occupent simultanément les joues et le nez.

On peut rapprocher de l'herpès labialis l'exaspération d'un prurit vulvaire habituel, les poussées d'herpès et d'eczéma vulvaris qui se produisent parfois dans les mêmes conditions. Ici c'est l'excès de la congestion du système utéro-ovarien qui nous parait être la cause de la localisation.

A titre d'affection bénigne passagère, citons encore, d'après Alibert, les éphélides. « Souvent, dit-il, les éphélides sont passagères; on en observe qui ne restent qu'une demi-journée sur les téguments. Il est des femmes qui ne sont affectées d'éphélides qu'aux approches de la menstruation. Ce caractère de mobilité est propre aux peaux qui sont blanches et d'un tissu très-fin. »

C'est ici le lieu de rapporter l'exemple d'une malade que nous avons observée cette année, à la consultation de l'hôpital Saint-Louis. Cette femme, que M. Lailler a jugée assez intéressante pour la montrer à sa clinique, était, depuis huit mois, atteinte d'une affection érythémateuse du dos des mains, Cette éruption se montrait à chaque époque menstruelle et disparaissait dans la période intercalaire. Elle se limitait symétriquement à la face dorsale des mains et des poignets et durait de huit à dix jours. Quand l'éruption était légère elle rappelait absolument l'érythème circiné ou l'érythème en cocarde de M. Devergié ; quand elle offrait plus d'intensité, elle avait l'apparence de l'herpès iris de Rateman, hydroa vésiculeux de M. Bazin. Cette femme jouissait d'ailleurs d'une bonne santé, et la menstruation chez elle était parfaitement régulière.

A côté de ces éruptions tout-à-fait bénignes, on peut en citer d'autres où la poussée provoquée par les règles offre un peu plus de gravité. Nous avons parlé plus haut des éruptions d'eczéma rubrum ou d'érysipèle qui surviennent parfois, au moment de la menstruation, chez les malades atteintes d'eczéma ancien. On peut les observer aussi chez des malades dont la peau était antérieurement absolument saine.

L'observation suivante que nous empruntons aux cliniques de M. Béhier est un type de cette espèce d'éruption.

OBSERVATION X.

Erysipèle de la face, périodique, accompagnant les règles.

Une femme de 28 ans, mère de trois enfants, avait éprouvé pendant son dernier accouchement, une émotion violente. Depuis cette couche, elle était prise au moment de chaque époque menstruelle (régulière et exacte d'ailleurs), d'un érysipèle occupant souvent la face, quelquefois l'une des épaules ou l'une des jambes. Une couche nouvelle à terme n'a en rien modifié l'état de la malade, elle a toujours vu revenir ses érysipèles à chacune de ses époques ; la menstruation est d'ailleurs restée régulière. C'est une femme de constitution moyenne, présentant les signes extérieurs du tempérament nerveux et un peu lymphatique. Elle vit dans d'assez bonnes conditions hygiéniques.

A l'époque où M. Behier publiait cette observation en 1864, cet état durait depuis cinq ans. L'érysipèle n'avait manqué qu'une seule fois à la dernière époque. La malade fut perdue de vue.

Nous avons nous-même recueilli dans le service de
M, Lailler une observation du même genre.

OBSERVATION XI.

*Erysipèle irrégulièrement périodique, se développant
à l'époque des règles.*

Alice M....., batteuse d'or, 19 ans, entrée le 5 mars, salle
Sainte-Foy. Malade ayant tout à fait le cachet de la constitution
scrofuleuse.

Œdème considérable de la face et des jambes datant de dix-
huit mois.

Anémie caractérisée par la pâleur du teint. des névralgies, de
l'analgésie, un bruit de souffle au premier temps et à la base du
cœur, des palpitations, etc. Jamais de rhumatismes, chorée à
l'âge de 6 ans. Malgré l'état d'anémie, les règles sont régulières,
mais le sang est pâle et peu abondant. Leur durée est très-courte,
et dans l'intervalle beaucoup de pertes blanches.

L'enflure de la face et des jambes est permanente et stationnaire. De temps en temps, quand les règles sont pour venir, il se
fait à la figure une poussée inflammatoire, peut-être un érysipèle.
La malade éprouve alors des frissons, la peau se tend, devient
rouge, cuisante et douloureuse à la pression. En quatre ou cinq
jours tout s'apaise.

Cette poussée ne se produit pas à chaque époque menstruelle.
Il peut se faire un intervalle de deux ou trois époques. La malade
a vu aussi cette complication survenir dans la période intercalaire à la suite d'une simple contrariété. Les urines sont claires,
limpides, sans dépôt, chargées d'albumine. Au microscope on
n'y découvre que de rares cylindres hyalins. L'analyse chimique
n'a pas été faite.

L'état général malgré l'œdème et l'anémie était assez bon, les
fonctions digestives régulières. On mit la malade au régime lacté
qui fut bien supporté. Il amena promptement la disparition, ou du
moins la diminution de l'œdème, mais après deux mois de traitement la teneur en albumine n'était nullement modifiée. Dans•
l'intervalle, le 27 avril, à l'occasion de ses règles, la malade avait
eu vers la face une poussée érysipélateuse. Cette poussée dura
jusque vers le 2 mai. Vingt-quatre heures plus tard, elle avait
presque disparu, ne laissant d'autre trace, qu'un peu plus
d'œdème de la face et un peu de desquamation.

Deux mois plus tard la malade quittait l'hôpital. Elle n'avait
pas eu de nouvelle éruption. L'état général était bon, mais l'urine

renfermait toujours en apparence au moins, la même quantité d'albumine.

Cette observation est un peu complexe ; mais, en laissant de côté la scrofule et l'albuminurie, le fait de poussées périodiques d'érysipèle liées à la menstruation est ici de toute évidence. Nous n'avons pas observé d'éruptions d'urticaire coïncidant avec les règles et n'en avons pas trouvé d'exemples dans les auteurs.

Il existe dans Bartholin, *Anatomicorum rariorum, centuria I,* page 27, historia xv, une observation de purpura périodique menstruel. Nous la reproduisons, car elle est tout-à-fait probante.

OBSERVATION XII.

Purpura périodique mensuel accompagnant les règles.

Maculæ in corpore menstruatæ.

Scorbuticam puellam curavit nuperis annis felicissimus Dʳ Olaus Wormuis, in ædibus Claudii Corvini, prætoris urbis Hafniensis, cui mensium tempore ubicumque ostiolæ venarum in manibus, facie, labiis, aliis ve partibus erant, maculæ nigro purpureæ, pisi instar éminentes, emergebant, menstruis ipsis ex voto fluentibus, his que finitis evanescentes. Pro scorbutica ab illo feliciter sanata est.

La troisième variété que nous avons admise est celle où les règles disparaissent, et sont remplacées par des éruptions passagères survenant aux époques correspondantes.

Il s'agit d'un phénomène comparable à celui des déviations menstruelles. Les faits de ce genre sont fort rares. Nous n'en avons par devers nous aucune observation et nos recherches bibliographiques ne nous ont fourni que quatre exemples. La relation dont nous supposons l'existence entre les règles et l'éruption nous avait conduit à penser que le purpura, éruption hémorrhagique devait se rencontrer dans ces conditions. Nous avons vainement cherché. A défaut de purpura, nous avons trouvé des cas de tumeurs sanguines sous-cutanées. M. Jacquemier a consigné dans son livre sur les accouchements le fait très-remarquable de tumeurs sanguines fluctuantes se développant d'une manière périodique sur les cuisses et sur le bassin. Courty a observé un fait analogue. M. Potain, dans son article aménorrhée, après avoir parlé des hémorrhagies périodiques chez les femmes qui n'ont pas leurs règles, ajoute : la congestion qui, dans ce cas, aboutit à l'hémorrhagie, qui, d'autres fois, se termine par résolution, peut encore signaler le début de diverses affections aiguës..... Érysipèle, urticaire, furoncles, pemphigus, éruptions cutanées diverses, mais il ne fait pas mention du caractère périodique dans ces éruptions.

OBSERVATION XIII.

Eruption cutanée périodique liée à des congestions menstruelles.

Lordat dit qu'il a été consulté par une dame sur une indisposition de sa fille, âgée de 14 ans, qui tous les mois, à la même époque, éprouvait un sentiment de chaleur dans diverses parties de la peau accompagné d'un prurit incommode suivi d'une rougeur intense et même d'une véritable éruption. Pendant ce temps, dont la durée était de quelques jours, la malade était sans appétit et avait un penchant invincible à la tristesse. Cette fille, quoique grande et bien développée n'était pas encore réglée, il n'était pas difficile de voir qu'il y avait dans ce cas un effort hémorrhagique (ou plutot inflammatoire). *Traité des hémorrhagies*, p. 133.

OBSERVATION XIV.

Eruption eczémato-impétigineuse périodique supplémentaire des règles.

Friebe rapporte qu'une fille avait tous les mois à des époques fixes une éruption semblable à la gale. Cette éruption se mani-

Danlos.   3

festa tout le temps que ses ordinaires, qui avaient été supprimés, ne reprirent pas leur cours habituel. Après que le temps durant lequel ils avaient coutume de couler était passé, les pustules se desséchaient et l'éruption galeuse disparaissait. On lui fit faire usage de remèdes propres à dépurer le sang; on la purgea deux fois; on la saigna deux fois au pied; enfin on rappela par le moyen des remèdes convenables l'écoulement menstruel dont le retour procura une guérison radicale à cette fille. (*Coll. acad.*, t. III.)

Sous ce titre, *Dartre phlycténoïde* (mal de rose ou pellagre), avec le type annuel et mensuel, nous trouvons dans la monographie des irritations intermittentes de Mongellaz une observation que nous reproduisons en l'abrégeant.

OBSERVATION XV. — Un médecin espagnol, M. Rougzeald, nous a transmis l'exemple remarquable d'une affeclion cutanée dont la périodicité paraît liée à celle du flux menstruel.

Il s'agit d'une femme de 30 ans, d'un tempérament lymphaticonerveux qui, à la suite de chagrins, avait vu sa santé générale se détériorer.

Au commencement de mars 1827, quelques jours après l'époque menstruelle qui avait manqué, elle ressentit du malaise, puis des démangeaisons très-vives sur le cou, les épaules et la partie antérieure de la poitrine. Bientôt il se manifesta des espèces d'ampoules ou de phlyctènes dont le volume variait depuis la grosseur d'un pois ou d'une lentille jusqu'à celui d'une fève; quelques-unes étaient plus petites, mais alors très-rapprochées les unes des autres. C'étaient celles dont la démangeaison était la plus marquée. La plupart des vésicules se déchiraient facilement et laissaient écouler de la sérosité. Il n'y avait ni chaleur, ni rougeur à la peau, qui était un peu gonflée et luisante. Quelques phlyctènes étaient pourtant entourées d'une bande rosée.

Simultanément angoisse, lassitude, céphalalgie, fièvre, troubles gastriques.

A dater du troisième et du quatrième jour toutes les phlyctènes commencèrent à s'affaisser, et se transformèrent en croûtes minces et lamelleuses. La peau restait lisse et tachetée aux endroits occupés par les plhyctènes.

Le mois suivant, à la même époque et sans autre cause présumable qu'une exposition un peu prolongée au soleil, retour des mêmes accidents. Les bras, la paume des mains et une partie de la face indépendamment des parties frappées la première fois, étaient envahis par l'éruption.

Une fois encore les mêmes accidents se manifestèrent dans les mêmes conditions.

Cette observation manque malheureusement de détails sur l'état des fonctions menstruelles après la disparition de la maladie cutanée.

L'auteur dit seulement que, l'année suivante, les accidents reparurent à la même époque et furent traités de la même manière, puis, la malade fut perdue de vue.

Tout incomplète qu'elle est, nous avons cru devoir la citer, parce que l'absence des règles pendant trois époques consécutives au moins, et le développement aux périodes correspondantes d'une éruption cutanée, démontrent l'existence d'une relation de cause à effet entre les deux phénomènes. Il est vrai qu'il n'est pas dit explicitement que les règles ont manqué aux deux dernières récidives, mais le titre que l'auteur donne à son observation nous semble l'indiquer suffisamment.

OBSERVATION XVI.

Erysipèle périodique et pigmentation cutanée supplémentaires.

Elisa D..., 21 ans, célibataire et couturière, pâle et lymphatique, a toujours joui d'une bonne santé jusqu'à ces deux dernières années. A cette époque ses règles, régulières jusqu'alors, cessèrent tout à coup de paraître. Peu après une large plaque d'érysipèle parut sur le côté droit du corps, disparut promptement, mais reparut bientôt à chaque période menstruelle en durant un peu plus longtemps. Cet érysipèle périodique continua ainsi d'exister pendant 11 à 12 mois, et pendant tout ce temps il y avait absence de règles. Cette éruption s'accompagnait de fièvre de malaise, de défaillances, durait deux ou trois jours, puis disparaissait.

Au bout d'un an, malgré l'absence de règles, l'érysipèle menstruel cessa de paraître, il y eut de la toux et à chaque époque la malade vomit du sang.

Cet état durait depuis 3 mois, quand, en même temps que l'hémorrhagie supplémentaire, une teinte bleue noirâtre se montra vers l'angle interne de l'œil gauche. Le lendemain, une large tache noire existait sous chaque œil.

Depuis cette époque, les taches noires persistent sous chaque œil, devenant plus étendues et d'une couleur plus foncée à chaque époque menstruelle.

Cette observation empruntée au *Dublin quaterly Journal of Médicine*, 1855, t. XIX, page 293, nous a semblé mériter d'être reproduite pour deux raisons : d'abord, elle nous montre un type, et même le type le plus fréquent (érysipèle) de ces éruptions mensuelles supplémentaires des règles, et, en second lieu, on y voit les désordres menstruels s'accompagner de pigmentation anormale de la peau du visage. Nous n'insistons pas ici sur ce phénomène qui sera plus loin l'objet d'une étude particulière, mais nous avons tenu à le signaler parce que son origine dysménorrhéique nous semble ici incontestable.

L'absence du caractère périodique dans les éruptions succédanées des règles, caractérise notre quatrième variété. Pour la précédente, nous nous plaignions du manque d'observations, ici, au contraire, les faits abondent. Un grand nombre d'affections cutanées semblent pouvoir se développer sous l'influence de la suppression des règles. Nous avons déjà dit que M. Hardy n'admettait pas l'influence des irrégularités menstruelles sur le développement de l'acné. Le même auteur signale la suppression des règles comme une des causes les plus fréquentes de l'érythème noueux. Grisolle exprime la même opinion. Alibert a vu dans les mêmes conditions le zona se développer. On peut se demander dans ce cas s'il n'y a pas simple coïncidence et s'il faut voir une relation de cause à effet entre ces éruptions et l'absence des menstrues. Faute du caractère périodique, il est difficile de se prononcer. Si la suppression est passagère, on conçoit que le développement d'affections douloureuses comme le zona et l'érythème noueux produise une perturbation capable d'enrayer l'effort congestif des ovaires et si la la suppression est de longue durée, il est aussi simple de rattacher l'absence de règles à la chloro-anémie et l'érythème noueux au tempérament lymphatique, que de faire dépendre l'éruption de la suppression menstruelle.

La relation est plus facilement appréciable quand le début de l'éruption suit de près la brusque disparition des règles. Dans l'observation suivante que nous empruntons à Alibert, il est impossible de méconnaître cette relation :

Une jeune fille de 24 ans fut atteinte d'une dartre furfuracée générale par suite de la suppression des règles opérée par la frayeur. Au bout de huit mois les fonctions de l'utérus se rétablirent et la maladie disparut sans retour.

Deux observations empruntées par Royer Collard aux éphémérides des curieux de la nature méritent d'être rapportées ici à titre d'éruptions succédanées des règles.

OBSERVATION XVII.

Sous le titre de : Suppression suivie de scorbut.

Une femme de 30 ans, d'un tempérament fort et sanguin, menait une vie sédentaire, ne prenait que des aliments succulents,

et aimait beaucoup les fruits d'été. La santé n'avait point souffert de ce régime. Elle fut en proie à des chagrins longs et pro-
fonds. Les règles auparavant très-abondantes se supprimèrent
peu à peu et en même temps insomnie, apparition subite de
taches bleuâtres sur la cuisse, de la largeur de la main et sur
tout le corps de pustules rouges, d'où s'échappait un sang séreux
et âcre. Sensibilité extraordinaire de la peau, urines noires et
épaisses, haleine fétide, gencives fongueuses et exhalant un sang
noirâtre. Pendant la nuit, douleurs profondes dans les membres,
augmentées par les sueurs.—Décoction de squine, sassafras, salse-
pareille et autres sudorifiques, avec quelques gouttes de sel
volatil...

Deux mois après, l'urine devient limpide, citronnée... Un mois
après, la santé fut complètement rétablie.

OBSERVATION XVIII.
Eczéma des seins consécutif à une suppression, et dont la guérison a
coïncidé avec le retour des règles.

Une jeune hollandaise de 18 ans, avait vu à la suite d'une suppression de règles, ses mamelles se recouvrir d'une sorte d'éruption galeuse. Une croûte les enveloppait tout entières tandis que
les autres parties du corps étaient dans l'état naturel. On la purgea, on rappela le flux menstruel et ces symptômes disparurent.

Ces deux observations n'ont pas la même valeur, la
première manque de précision. On ne dit pas com-
ment s'est effectuée la suppression des règles et le
rapport de l'aménorrhée avec les phénomènes scorbu-
tiques ne nous semble pas suffisamment établi. La
seconde est plus probante. La sympathie qui existe
entre les mamelles et l'appareil utéro-ovarien rend
bien compte de la localisation de l'éruption eczémateuse sur les seins, et la coïncidence du retour du flux
menstruel avec la disparition du mal montre entre ces
deux phénomènes une relation de cause à effet.

Dans le cours des maladies chroniques de la peau,
dans le pemphigus cachectique, dans les scrofulides et
les syphilides profondes, les règles se suppriment habituellement. Cette suppression n'offre alors aucun

rapport avec l'éruption et dépend simplement de la déchéance organique de l'économie. Dans d'autres cas, il est beaucoup plus difficile de décider la question. L'observation suivante qui nous a été communiquée par notre collègue et ami Rendu, est un exemple de cette difficulté. Il s'agit d'une femme atteinte depuis plusieurs années d'un psoriasis généralisé et chez laquelle la menstruation, d'abord irrégulière, s'est peu à peu supprimée sans aucun trouble de la santé.

OBSERVATION XIX. — Apolline Féron, 36 ans, couturière, entrée, salle Saint-Thomas, le 7 décembre 1872. Aucun antécédent strumeux. Douleurs rhumatismales dans l'enfance.

Il y a huit ans, première attaque de psoriasis qui a duré onze mois. La guérison s'est maintenue pendant vingt-six mois. Depuis 4 ans, retour continuel de nouvelles poussées. Les plaques son confondues et l éruption généralisée. Aux jambes et au bras, les plaques réunies et confluentes forment une véritable cuirasse. A la poitrine, les plaques sont annulaires, demi-circulaires, plus pâles; démangeaisons vives.

Dans la santé générale, aucun trouble sensible, un peu de fièvre parfois au moment où se font les poussées. Aucun trouble digestif. La seule altération est un désordre de la menstruation. Les règles d'abord irrégulières se sont complètement supprimées depuis quelque temps.

Comme traitement tout a été essayé : caoutchouc, bains de vapeur, huile de cade, arsenic.

Elle sortit le 24 février presque complètement blanchie.

Dans cette observation, aucun trouble de la santé ne peut rendre compte de la suppression des règles. On peut y voir un de ces exemples rares de ménopause précoce sans trouble de l'économie. Il nous semble plus légitime d'admettre que le psoriasis invétéré, dont souffrait depuis longtemps cette malade, n'a pas été sans influence sur cette suppression.

Dans d'autres cas, le rapport est plus facile à saisir entre les règles et l'éruption. Témoin l'observation suivante :

Observation XX.

Prurigo insupportable consécutif à une suppression.

Une femme de 36 ans, éprouvait une suppression de règles depuis un mois. Depuis la même époque, seulement de constriction dans la poitrine, difficulté de respirer, perte de l'appétit, éruption de tâches à la peau. Un autre phénomène fort singulier s'était manifesté environ six semaines après la suppression : toute la région du dos, depuis les épaules jusqu'aux fausses côtes, était le siége d'une démangeaison horrible et tellement violente que la malade était obligée de jeter promptement ses vêtements et de se déchirer la peau jusqu'à ce que le sang coulât en abondance. Elle éprouvait alors un peu de soulagement. Mais l'écoulement avait à peine cessé que la démangeaison, bientôt aussi atroce qu'auparavant, la forçait de recourir au même moyen. Des apéritifs des évacuants, des applications topiques, une saignée du pied n'eurent aucun succès. On essaya les sudorifiques et on appliqua en même temps un emplâtre de minium sur la plaie du dos. Cette fois le prurit cessa et la malade se rétablit.

Eph. an. nat., iv⁰ vol.

Dans la sclérodermie, la suppression des règles est un des phénomènes précurseurs les plus fréquents des manifestations cutanées.

Les deux observations du mémoire de Thirial sont fort intéressantes sous ce rapport :

Observation XXI.

Sclérodermie consécutivement à une aménorrhée de cinq mois.

Jeune fille de 31 ans, domestique, salle Saint-Bernard, cheveux bruns, petite taille, embonpoint modéré. Entrée le 27 novembre 1833.

Il y a cinq mois, suppression des règles sans cause, après, maux d'estomac guéris par la méthode antiphlogistique, puis toux fatiguante soignée et guérie à l'Hôtel-Dieu.

Il y a quinze jours, raideur du cou. En trois jours la raideur gagne toute la moitié supérieure du corps.

A son entrée, on constate l'état suivant : Induration, depuis le front jusqu'à l'extrémité du sternum, depuis la nuque jusqu'à la base de la cage thoracique.

Cette induration rigide sous le doigt rappelle un cadavre congelé.

Température normale.

Impossibilité de pincer la peau qui a perdu tous ses plis.

A la face, même raideur, traits efffacés, lèvres immobiles. La malade articule à peine quelques mots.

La dureté existe également à la face interne des bras et des avant-bras. Liberté des mains. Peau décolorée, très-pâle, aussi croit-on voir une statue de cire.

La malade ne fut observée que pendant dix-sept jours et sortit sans amélioration.

OBERVATION XXII.

Sclérodermie consécutive à une suppression de règles. — Aménorrhée pendant toute la durée du mal. — Disparition de l'affection après le retour de la menstruation.

Même mémoire. Marie T..., 15 ans, repasseuse, entra à l'hôpital Necker, le 4 avril 1844, réglée à 14 ans. Bonne santé, cheveux chatains, visage coloré, frais. Il y a trois mois au premier jour de ses règles, elle lave du linge à l'eau froide ; suppression des règles.

De suite après cette suppression, gêne et raideur du cou, elle crut à un torticolis.

Cette raideur augmenta, mais sans douleur, et la malade continua à travailler pendant un mois. Mais elle s'aperçut que la raideur avait envahi les bras. Après plusieurs traitements sans résultats, elle entre à Necker.

La presque totalité des téguments était envahie par l'induration. Le cou, la poitrine, la région lombaire, les membres supérieurs, sauf les poignets et les mains, étaient recouverts d'une peau rigide comme du marbre. L'expression faciale sauf celle des yeux était nulle. La langue était rigide et indurée comme un morceau de bois.

Pas d'œdème.

On pouvait noter une légère teinte érythémateuse à la partie antérieure et postérieure du cou et à la nuque.

Appétit bon, rien au cœur, ni aux artères, rien dans la poitrine.

Une fois, dans le cours de l'affection, les règles se montrèrent pendant un jour. La peau devint momentanément moins dure au cou et l'érythème disparut.

La malade sortit de l'hôpital non guérie. Les règles revinrent au mois d'octobre et ensuite tous les mois. A partir de ce retour l'amélioration se fit remarquer et la lésion morbide a disparu complètement

Parmi les auteurs qui se sont occupés de l'étude des pigmentations anormales de la peau, soit pendant la grossesse, soit en dehors d'elle, plusieurs ont attribué à l'absence des règles une certaine influence sur le développement de la coloration.

Pour la grossesse, les cas ne sont pas toujours comparables. Tantôt, en effet, la coloration dépend d'une affection parasitaire de la peau, analogue, sinon identique, au pityriasis versicolor, tantôt le masque résulte de la présence, à la face profonde de l'épiderme, d'une accumulation de pigment.

L'analogie de composition qui existe entre le pigment et la matière colorante du sang, la transformation maintes fois constatée de l'hémoglobine en granulations pigmentaires ont porté les auteurs à voir dans la suppression des règles la cause de cette pigmentation anormale. Le sang, au lieu d'être évacué, serait détruit, mais détruit incomplètement, et sa matière colorante, transformée, s'accumulerait dans la peau sous forme de pigment.

C'est là l'opinion de Rayer.

A l'étranger, la coïncidence des désordres menstruels et de l'aménorrhée avec la pigmentation anormale de la peau a également frappé quelques observateurs, et les faits ont reçu la même interprétation.

En 1858, le Dr Banks a publié dans le *Dublin Quarterly medical journal*, un ensemble de onze observations personnelles ou empruntées à différents auteurs, dans lesquelles les phénomènes dysménorrhéiques ont coïncidé avec des colorations pigmentaires de la

peau. Peut-être cependant, dominé par une idée
théorique, a-t il un peu dépassé les faits en attribuant
toujours à la dysménorrhée le développement de la
maladie. C'est du moins ce qui résulte pour nous de
la lecture de son travail. Bien qu'au fond nous ne
soyons pas éloigné d'admettre sinon l'explication, du
moins la réalité de la cause, nous n'avons trouvé aucune de ses observations personnelles assez concluante
pour la rapporter ici.

Dans celles qui ont été publiées par M. Leroy de
Méricourt, dans les archives de médecine en 1857, la
relation de cause à effet entre les troubles menstruels,
et la pigmentation cutanée se montre d'une façon plus
saisissante.

Sous le titre d'observations VIII, IX, X, nous y
lisons :

« Voici l'analyse succincte de trois cas signalés à
Brest, et sur lesquels nous ne possédons que des renseignements incomplets. Le premier dont nous ayons
eu connaissance remonte à sept ans ; les deux autres
à quatre ans au moins. L'âge que pouvaient avoir les
jeunes femmes au moment de l'apparition de la coloration accidentelle varie de 17 à 20 ans. Nous n'avons
pas de renseignements précis sur l'état de santé antérieur de ces jeunes personnes; dans un cas seulement
il y avait des migraines fréquentes, des accidents hys-
tériques, de la dysménorrhée: Deux fois la teinte noire
s'est montrée après la brusque suppression de l'écoulement menstruel. Dans un cas, la suppression des
menstrues a été suivie d'accidents sérieux : syncope,
céphalalgie, étouffements. La coloration s'est montrée
deux jours après l'aménorrhée sous forme d'une teinte

d'abord brune, puis noire, qui a envahi successivement les yeux, les paupières inférieures, les supérieures et la région sourcilière. Au bout de deux ans, les règles ont reparu, mais la coloration a persisté, même après le mariage. Elle est réduite actuellement à un cercle étroit sous les paupières inférieures. »

L'observation XI n'est pas moins explicite que les précédentes :

OBSERVATION XXIII.

Pigmentation des paupières consécutives à une suppression de règles.

Mlle X..., 22 ans, couturière à Brest. Rien de particulier dans l'état de santé antérieur. Réglée à 17 ans; les mois ont été d'une régularité parfaite pendant un an. Il y a quatre ans; à la suite d'un bain froid, suppression brusque des règles. Quatre jours après, apparition de la teinte noire des paupières inférieures qui augmenta rapidement d'étendue et d'intensité. Après quatre mois la menstruation se rétablit, mais la coloration noire persista assez intense pour causer beaucoup de souci et des inquiétudes à la malade. Elle n'osait plus sortir, tant elle excitait la curiosité des personnes qui la rencontraient. Pendant longtemps encore, elle a souffert à l'époque des règles.

Quand l'observation fut recueillie, il n'existait plus qu'une demi-teinte noire très-faible plus foncée à l'angle interne.

Nous croyons inutile de multiplier les exemples; mais avant de quitter ce sujet, nous ne devons pas oublier de dire que la coloration noire n'est pas la seule dont l'existence peut quelquefois se rattacher à une influence utérine.

Billard a publié en 1831, dans les Archives de médecine, une observation de cyanopathie cutanée, dont le début remontait à l'apparition des premières règles et dont la teinte se fonçait passagèrement à chaque époque menstruelle.

Voici cette observation en abrégé ·

OBSERVATION XXIV.

Coloration bleuâtre des téguments de la face datant de la première menstruation et devenant à chaque époque momentanément plus foncée.

Victoire R...., âgée de 16 ans, demeurant à Cozzé, département de Maine-et-Loir, me fut présentée par M. Hervé, médecin à Ville-l'Evèque, pour que je lui donnasse mon avis sur la maladie dont cette fille était atteinte. Le sujet présentait au visage, au cou et à la partie supérieure de le poitrine une belle coloration bleue répaudue principalement aux ailes du nez, autour de la bouche.

Lorsqu'on essuyait la figure avec un linge blanc, la matière bleue tachait le linge et s'enlevait de dessus la peau qui restait blanche. Les lèvres étaient vermeilles, le pouls régulier, les forces et l'appétit comme chez une personne en santé..,

Cette fille était réglée depuis deux ans, sa menstruation n'avait jamais manqué. Depuis deux ans, elle s'aperçut qu'elle avait le tour des yeux bleus, mais il lui suffisait de se mettre à l'air pour que cela disparût. Cependant cette coloration ne fit aucun progrès jusque vers mai dernier. Alors tout le front, tout le visage devinrent bleus au point de fixer l'attention des passants qui rencontraient la malade. Une toux sèche se manifesta, les règles furent plus abondantes; toutefois la régularité des menstrues ne fut pas troublée.

Lorqu'on adressait à la malade des questions propres à l'émouvoir, sa figure bleuissait au lieu de rougir. C'était absolument l'apparition subite des nuances du caméléon (*Textuel*].

A l'aide d'une couche d'huile, j'enlevai de dessus la peau une assez grande quantité de matière bleue, que je ne pouvais enlever ni avec de l'eau simple, ni avec de l'eau vinaigrée.

Cette matière se dissolvait facilement dans l'alcool et l'éther, l'acide nitrique et l'acide sulfurique la décoloraient; les alcalis ne lui restituaient pas sa couleur.

A chaque époque menstruelle la malade se sent plus étouffée, et lorsque les règles sont passées, elle redevient plus pâle et moins étouffée et la coloration bleue disparaît presque en totalité.

Nous ne voulons pas discuter sur ce fait exceptionnel. Si l'on tenait absolument à en donner la théorie, il nous semble que l'explication que l'on a proposée pour la coloration noire pourrait également s'appliquer ici. On sait que l'hémogobline peut engendrer nombre de pigments d'une coloration différente. Récemment, à propos d'un cas analogue au précédent,

publié dans l'*Irish hospital gazette*, l'auteur de l'observation expliquait la coloration bleue par une élimination d'Indican (indigo blanc), et par l'oxydation
ultérieure de cette substance à la surface de la peau
(indigo bleu).

Bien que les éruptions de la grossesse ne rentrent
pas, à proprement parler, dans le cadre de cette étude,
nous ne pouvons oublier que certaines affections cutanées se rencontrent plus fréquemment chez les femmes
enceintes, et que, jusqu'à un certain point, on pourrait
voir dans la suppression des règles sinon la cause
unique, du moins l'une des causes de ces éruptions.

OBSERVATION XXV.

Pemphigus lié à l'état de grossesse.

Nous avons observé pendant deux années consécutives, d'abord
à Lariboisière, puis l'année suivante à Saint-Louis, une jeune
femme qui n'avait antérieurement jamais eu de maladies de la
peau et qui fut deux fois atteinte de pemphigus. Une première
fois pendant l'état puerpuéral, deux jours après l'accouchement ;
une deuxième, un an après, au deuxième mois de la grossesse. La
première atteinte fut légère et ne dura que quelques jours. La
deuxième fut plus rebelle. La malade passa d'abord deux mois
chez M. Hillairet, puis deux autres dans le service de M. Lailler;
à sa sortie de l'hôpital elle était enceinte de 6 mois et momentanément guérie. Nous ne l'avons pas revue depuis.

Ceci nous conduit à dire un mot de l'influence
qu'exercent les affections chroniques de l'utérus sur
le développement des éruptions.

Nous lisons à ce sujet dans Scanzoni (*de la Métrite
chronique*, traduction Siefferman) :

« Les femmes anémiques atteintes en même temps
d'une affection des organes génitaux présentent très-
souvent différentes éruptions sur la peau, surtout lorsqu'il surgit une exacerbation intercurrente de la maladie utérine. Ce sont l'eczéma chronique, l'acné dis-

seminata et rosacea, les éruptions érythémateuses et urticaires fugaces, et la diathèse furonculeuse qu'on observe le plus souvent. »

Les observations d'Hébra (*Wochenblatt der Zeitschrift der Gesellschaft der Aerzte zu Wien*. 1856. n° 40) sont tout à fait analogues.

Ce qui prouve, dit-il, l'influence des maladies de matrice sur la production des affections de la peau en général et de l'eczéma en particulier, c'est que l'état de toutes les femmes affectées de maladies chroniques de la peau empire pendant la menstruation. Quelques femmes éprouvent même déjà, un ou deux jours avant l'arrivée de la période, des douleurs assez vives, de la cuisson et des élancements s'étendant d'ordinaire le long des vaisseaux dans les extrémités.

Le même auteur (Loc. cit., page 641) dit aussi :

« Les observations de séborrhée et d'alopécie, qu'on a faites chez des femmes chlorotiques et leucophlegmatiques, sont dues à la même cause que les maladies de la peau, les comedones, les acnés, les eczémas, qu'on trouve chez des femmes stériles et atteintes de dysménorrhée.

Cet état, qu'on observe également chez les convalescents de maladies graves, dans les diathèses (scrofuleuse, tuberculeuse, cancéreuse, etc.), est le résultat d'une sanguification vicieuse.

Et plus loin :

On arrive ainsi à admettre ce qui paraissait paradoxal : que la chute des cheveux chez la femme peut annoncer une maladie de la sphère sexuelle.

Ce rapport, assez singulier en apparence, est pleinement confirmé par l'expérience. »

MÉNOPAUSE.

Chez un grand nombre de femmes, les règles se suppriment sans qu'il en résulte aucun trouble apparent pour l'économie. Chez d'autres, au contraire, l'âge critique provoque diverses manifestations morbides, et, au nombre de celles-ci, des affections cutanées. Les unes sont aiguës et éruptives, à forme d'eczéma ou d'érysipèle.

L'observation suivante, rapportée par M. Béhier, est, à ce point de vue, des plus intéressantes :

OBSERVATION XXVI.

Erysipèle de la face supplémentaire, consécutif à la ménopause.

Il s'agit d'une femme de 54 ans, chez laquelle, au moment où s'établit la ménopause, les règles furent, à des époques exactement correspondantes, remplacées par des érisypèles de la face.

Les phénomènes généraux ne furent pas sans gravité et furent presque toujours caractérisés par du coma.

Plus souvent ce sont des affections chroniques. Le prurit de la vulve, dont nous avons déjà parlé, est surtout un accident de la ménopause ; il s'accompagne fréquemment d'eczéma vulvaire et d'intertrigo. On est autorisé, dans la plupart des cas, à le rattacher à la suppression des règles, puisque son début coïncide avec le dérangement de la menstruation.

Quelquefois, dit Franck, la sécrétion sanguine est remplacée par une sécrétion mucoso-lymphatique ou par une éruption impétigineuse, accompagnée, surtout la nuit, d'une démangeaison qui éloigne le sommeil et empêche presque toute réparation.

On connaît la fréquence de l'acné rose chez les femmes à l'âge de retour. Chez elles, la congestion faciale habituelle, qui se traduit par des maux de tête,

des vertiges, des troubles oculaires et des bouffées
de chaleur vers la figure, est la cause principale de
l'affection cutanée.

L'observation suivante est un exemple de l'influence
que la suppression des règles à l'âge critique peut
exercer sur le développement des éruptions chroniques de la peau.

OBSERVATION XXVI.

*Eczéma chronique des pieds et des mains paraissant lié
à la ménopause.*

Marianne B .., concierge, 50 ans, entrée salle Sainte-Foy, le
25 juin.

Rien à noter dans l'apparence extérieure. Pas de trace de maladie constitutionnelle de scrofule ni de syphilis.

Pas de manifestations morbides du côté de la peau avant l'année
dernière. A cette époque, avant que les règles ne se supprimassent
définitivement, au moment de la perturbation menstruelle qui signale habituellement l'âge critique, la malade a vu se développer
d'abord au pied et à la main gauche, puis, neuf ou dix mois après,
à la main et au pied droit, une éruption circonscrite d'eczéma. Pas
d'autre cause à signaler que l'influence de l'âge critique. Toute sa
vie, la malade a légèrement transpiré des pieds; la transpiration
ne s'est nullement modifiée quand est apparu l'eczéma.

Aujourd'hui, aux deux mains, l'éruption est insignifiante. Pas
de suintement ni d'exfoliation; tout se borne à un peu d'épaissis-
sement de la peau, qui est d'une teinte plus foncée et parcourue
par quelques fissures.

Au pied droit, l'eczéma, à peu près guéri, ne s'accuse plus que
par une coloration plus animée des parties anciennement malades.

A gauche, lésions plus profondes occupant à la fois le dos du
pied et la face plantaire. Sur la surface dorsale, large plaque
d'eczéma sec, rougeur, exagération des plis, exfoliations, quelques
croûtelles.

Au côté interne, eczéma suintant avec fissures et concrétions
croûteuses.

Sous la plante du pied, même éruption. Sous le talon, eczéma
corné.

Démangeaisons vives, grattages. De temps en temps, poussées
aiguës avec rougeur et suintement. Elles durent peu de jours et

Danlos.   4

ne s'accompagnent d'aucun phénomène morbide du côté de l'utérus

Santé générale bonne, fonctions digestives régulières. Souvent, bouffées de chaleur vers la face, sueurs, vertiges, etc.

Pas de pertes blanches.

Un peu de développement des capillaires cutanés, des joues et du nez. Cet état est fort ancien ; il n'a pas augmenté à l'époque de la ménopause.

Cette malade fut traitée par l'enveloppement et, plus tard, par le goudron. Elle sortit, sur sa demande, le 9 juillet, complètement guérie.

D'après Alibert, le cancer, et surtout le cancer cutané, reconnaîtraient souvent la ménopause pour origine : « La circonstance de la suppression des règles est souvent celle qui amène le développement de ce genre de maladie si redouté. Tant que le sexe de la femme conserve encore un reste d'activité, le mouvement du levain cancéreux se dirige spécialement vers l'utérus et les mamelles ; quand la vieillesse arrive ou qu'elle est avancée, ce levain prend habituellement la route de la peau. « Nous nous abstenons de commentaires sur cette théorie ; peut-être aurait-elle besoin d'être appuyée sur des bases plus solides qu'une simple affirmation.

Les pigmentations anormales peuvent s'observer à l'occasion de la ménopause comme chez les femmes dysménorrhéiques.

Une observation publiée par le Dr Lyons dans le *Dublin Hospital Gazette* de mai 1858, sous le titre : *On cutaneous pigment excretion*, doit être interprétée dans ce sens. Nous la reproduisons en l'abrégeant :

OBSERVATION XXVII. — La malade, femme de 57 ans et d'une forte constitution, avait joui d'une bonne santé jusque vers 53 ans. Depuis quatre ans, elle avait maigri, avait perdu l'appétit, était devenue faible et languissante, sans que son état pût s'expliquer par une lésion organique. Deux phénomènes particulière-

ment influençaient son état moral : l'un était la répétition fré-
quente depuis plusieurs mois de pustules qui se développaient
sans cesse sur les doigts et quelquefois sur le corps ; l'autre, une
dyschromie générale légère, mais plus prononcée sur les mains,
les doigts et les cuisses.

Très-propre et très-soigneuse de sa personne, la malade avait
remarqué qu'elle salissait très-vite son linge. Les mains principalement à l'extrémité des doigts, étaient visiblement noircies, non
pas uniformément, mais par places. En vain les lavait-elle vingt
fois par jour, l'enduit se reproduisait, ce qui faisait ressembler ses
mains à celles d'une charbonnière. La menstruation avait cessé
un ou deux ans auparavant.

Cette affection fut rebelle à la thérapeutique.

L'auteur se demande si l'on ne doit pas condérer ce
cas d'excrétion pigmentaire comme un effort de la
nature pour continuer l'élimination constitutionnelle.

On peut reprocher à cette observation de manquer
de précision, relativement à la date de la cessation
des règles et du début de la dyschromie ; malgré cette
lacune, nous croyons comme l'auteur que l'on peut
comparer cet état aux pigmentations observées chez
les femmes dysménorrhéiques, et sans trop forcer les
analogies, rattacher ce fait particulier d'excrétion pigmentaire à l'influence de la ménopause.

CONCLUSIONS.

Des faits que nous venons d'exposer, nous nous croyons en droit de tirer les conclusions suivantes :

Il existe une sympathie manifeste entre l'appareil utéro-ovarien et le système tégumentaire.

Cette sympathie se traduit soit par des éruptions dont le début coïncide avec les époques menstruelles ou avec le développement de troubles utérins, soit par la disparition d'un état morbide de la peau, lorsque s'établit la puberté ou que cessent des accidents dysménorrhéïques.

Pour l'expliquer, on pourrait dire que les affections de la peau ont, par leur mobilité urticaire, par leur caractère hyperesthésique (herpetides), ou névralgique (zona), ou anesthésique (léproides), une certaine analogie avec les affections nerveuses, et que de tous les systèmes organiques de l'économie, le système nerveux est celui qui reçoit le premier le contre-coup des troubles utérins (hystérie). On serait ainsi conduit à voir dans les manifestations cutanées, liées à la menstruation ou à ses désordres, des névroses reflexes.

Ajoutons que cette sympathie n'est pas évidente chez toutes les malades, et même qu'on ne l'observe, du moins à un haut degré, que dans un nombre de cas assez limité.

A. Parent, imprimeur de la Faculté de Médecine, rue Mr-le-Prince, 31.

44

9 782019 239114